Ueber die Nothwendigkeit
der
Errichtung von Heilstätten für Herzkranke.

Vortrag,

gehalten in der

Sitzung der Deutschen Gesellschaft für öffentliche Gesundheitspflege

vom 13. Mai 1901

von

Dr. med. Martin Mendelsohn
Universitäts-Professor in Berlin.

„Bilde, Künstler, rede nicht!"
Göthe.

Berlin.
Druck und Verlag von Georg Reimer.
1901.

Eigene Heilanstalten für Herzkranke sind nothwendig.

Meine Herren! Wenn ich es heute unternehme, vor Ihnen darzulegen, daß die Errichtung von Heilstätten für Herzkranke eine Aufgabe der Medicin und der Gesellschaft ist, so hoffe ich, daß diese hier zum ersten Male überhaupt gegebene Anregung den Anstoß zu einer Durchführung der Idee und zu ihrer Ueberführung in das Thatsächliche abgeben wird. Gerade von dieser Stelle aus dürfte es angemessen sein, die Forderung zu erheben und zu begründen; denn mit der Schaffung von Heilstätten für Herzkranke würden wir einen wichtigen und wesentlichen Schritt zur weiteren Hebung und Förderung der Volksgesundheit thun.

Die moderne Medicin operirt gleichzeitig mit vielfachen, nicht mit einer einzelnen Heileinwirkung.

Wenn der Fortschritt, welcher die moderne praktische Medicin vor derjenigen früherer Zeiten auszeichnet, hervorgehoben werden soll, so beruht er wohl auf der nunmehr vollzogenen Erkenntniß, daß die Behandlung innerlicher Krankheiten, insbesondere chronischer Zustände, nicht mehr wie früher nur mit einem einzigen Mittel, mit Arzneien etwa, geschehen könne, sondern daß vielmehr in demselben Maaße, wie durch die chemischen Einwirkungen der Arzneimittel, eine große Reihe andersartiger Einflüsse auf den erkrankten Körper heilsame Reize ausüben können. Wir haben allmählich gelernt, diese Reize zu gruppiren, sie für die therapeutische Verwendung als einzelne sogenannte Heilmethoden von einander zu sondern, und wir bedienen uns ihrer als Hydrotherapie und Balneotherapie, als Bewegungstherapie, Uebungstherapie, Massage, als Lichttherapie, Elektrotherapie und Thermotherapie, besonders auch als Ernährungstherapie und als Hypurgie, der nach wissenschaftlichen Grundsätzen angewendeten und thatsächliche Heilfaktoren in sich bergenden Krankenpflege; und selbst die vom Arzte ausgehenden und bewußt angewendeten seelischen Einwirkungen auf den Kranken beginnen nunmehr als Psychotherapie und Beschäftigungstherapie feste Formen zu gewinnen. In dieser Fülle der Hülfsmittel und in ihrer systematischen combinirten gleichzeitigen Anwendung, meine Herren, liegt die Stärke der modernen Medicin: denn ohne daß die eine oder die andere dieser Einwirkungen etwa ein specifisches Heilvermögen gegenüber den einzelnen Krankheiten besäße, vermag die gleichzeitige, combinirte, systematische Anwendung dieser mannigfachen Heileinwirkungen eine ganze Reihe von Er-

Sie „heilt" dadurch, was früher „unheilbar" war.

krankungen, die gemeinhin als unheilbar gelten, in gewissem Sinne heilbar zu machen. Und das ist ein sehr glücklicher und bedeutsamer Fortschritt unserer heutigen Medicin.

*

Nur die Leistungsfähigkeit wiederherzustellen, nicht die krankhaften Veränderungen zurückzubilden, ist die Aufgabe der inneren Medicin.

Es kann nie und nimmer die Aufgabe der inneren Medicin sein, eine vorhandene und ausgebildete körperliche Veränderung im Organismus durch directe therapeutische Einwirkung auf sie zur Norm zurückzuführen, die anatomische Erkrankung also etwa als solche zu heilen. Bei allen Erkrankungen, welche wie die Herzkrankheiten als chronische verlaufen, sind die entstandenen Veränderungen an den Organen irreparable, und keinerlei Hülfsmittel der internen Medicin, wie immer geartet es auch sein mag, besitzt das Vermögen, derartige thatsächliche Substanz-Veränderungen zurückzubilden. Eine Herzklappe, welche durch abgelaufene krankhafte Prozesse schlußunfähig geworden ist, kann keine ärztliche Kunst der Welt wieder schlußfähig machen. Aber, meine Herren, vergegenwärtigen wir uns genau: das ist auch gar nicht die Aufgabe. Wollten wir nur dieses, jetzt und immerdar ganz sicher unerreichbare Ziel zu verfolgen bestrebt sein, so würden wir unseren Kranken wenig oder gar nichts zu nützen vermögen. Nein, die innere Medicin hat hier vielmehr dafür Sorge zu tragen, daß trotz der Schlußunfähigkeit der Herzklappen und bei deren vollem unveränderbaren Weiterbestehen das Herz dennoch in die Lage gesetzt wird, den Blutkreislauf bis zum siebenzigsten Jahre und, wenn es hochkommt, bis zum achtzigsten genügend zu unterhalten und zu leisten. Denn nur die für den Bestand des Organismus ausreichende Functionsleistung der einzelnen Organe während der vollen, schließlich ja doch begrenzten, menschlichen Lebenszeit zu gewährleisten, ist die Aufgabe der internen Medicin; wenn sie während dieser Zeit den Organismus bei leidlicher Leistungsfähigkeit und bei ausreichender Freiheit von Beschwerden hält, so hat sie Alles geleistet, was überhaupt von ihr beansprucht werden kann, und Alles, über das sie ihrem ganzen Wesen nach nie und nimmer wird hinausgelangen können. Sie hat dann in einem möglichen Umfange den Kranken thatsächlich „geheilt", gleichviel ob seine einzelnen Organe hinterher dem pathologischen Anatomen noch krankhafte Veränderungen aufweisen oder nicht.

Die Combination vielfacher kleiner Einwirkungen schafft durch Summation große Effecte.

Diese ihre große und schöne und dankbare Aufgabe zu erfüllen ist nun die Medicin eben nur durch die planmäßige und gleichzeitige Anwendung aller der verschiedenartigen ihr heute zur Verfügung stehenden Heileinwirkungen in der Lage. Da es keine Arzneimittel giebt, welche für sich allein eine Krankheit heilen können, so müssen wir das Werk der Heileinwirkung auf den Organismus durch die gleichzeitige Verwendung der verschiedensten Heilmittel in Angriff nehmen, deren kein einziges allein für sich ausreichend wirksam ist, um den nothwendigen Gesammteffect zu erzielen, die jedoch in ihrer Gesammtheit sich zu solcher Wirkung summiren, daß sie für den angestrebten Heileffect ausreichen. Es ist eben ein Arbeiten mit vereinten Kräften; wie auch im Leben Vieles, das der Einzelne, da es über seine Kraft hinausgeht, nicht zu vollbringen vermag, von einer Gesammtheit, von einer größeren Anzahl gleichstrebender Kräfte wohl geleistet werden kann, so hier. Eine solche Vielzahl von Kräften aber muß, wenn sie etwas vollbringen will, harmonisch functioniren, muß einer einheitlichen Leistung unterstehen, muß während ihrer ganzen Thätigkeit unter Aufsicht und Controle sein; denn immer wieder muß der Lenker die einzelnen Kräfte anders verwenden, die eine in den Vordergrund rücken, die andere mäßigen, muß er zeitweilig diese und jene ruhen lassen, um sie danach wieder vorübergehend zu einem besonders hohen Maaße von Kraftentfaltung anzuspornen. Und so ist es auch mit der combinirten Anwendung der einzelnen verschiedenartigen Heilfaktoren, so ist es besonders, worauf mit Nachdruck hinzuweisen meine heutige Aufgabe ist, mit ihrer Verwendung bei den Herzkrankheiten.

Die zweckmäßige Anwendung solcher combinirten Behandlung ist nur in eigens dafür eingerichteten Anstalten möglich.

Wenn früher der Arzt sich hier auf die Verordnung eines Medikaments beschränken konnte, so war dies mit dem Niederschreiben eines Receptes schnell genug geschehen; die einfache Vornahme der Arzneieinverleibung konnte der Kranke für sich allein wohl vollziehen. Wenn wir jetzt dagegen vor der Aufgabe stehen, wesentlich weittragendere therapeutische Wirkungen durch eine sorgsame und immer wieder andersartig combinirte methodische Verwendung verschiedenartiger Heilfaktoren zu erzielen, so ergiebt sich schon von vornherein, daß das nur unter den eigenen Augen des Arztes, nur unter seiner ständigen und persönlichen Aufsicht und Leitung geschehen kann, mit einem Worte: daß die thatsächliche Erzielung dieser Heileffecte nur in eigenen Heilanstalten möglich ist. Und ganz besonders ist die Wiederherstellung eines Herzkranken ein Kunstwerk; wie der Bildhauer Monate hindurch an seinem Thon modelt, hier Kleinigkeiten fortnimmt, dort sie hinzufügt, wie er immer und immer wieder geringfügige, dem Laienauge oft kaum erkennbare Einwirkungen ausübt, bis schließlich das Kunstwerk vollendet dasteht, so ist auch die Heilung eines Herzkranken ein ebensolches allmähliches und systematisches Umwandeln seines kranken Körpers zum Zustande der relativen Gesundheit, so ist das Endziel hierbei ein ebensolches, allmählich entstehendes und sich entwickelndes Kunstwerk. Ein Kunstwerk aber kann nur in einem Atelier hergestellt werden, welches über alle nothwendigen technischen Hülfsmittel und alle zweckmäßigen äußeren Bedingungen verfügt.

Solche Herz-Heilanstalten fehlen noch.

Wenn wir Aerzte einen Herzkranken, der sich uns anvertraut, nicht nur berathen, sondern auch zweckmäßig und mit dem größtmöglichen Nutzeffect thatsächlich behandeln sollen, so entsteht für uns also die Nothwendigkeit, die Summe aller hierfür erforderlichen Maaßnahmen längere Zeit hindurch in ihrer vollen Kombination auf den kranken Organismus wirken zu lassen. Da stehen wir aber noch vor einer von Jedem von uns, dem Herzkranke häufiger sich anvertrauen, tief empfundenen Lücke. Denn in vollem Maaße ist die heute nothwendige, umfassende Behandlung eines Herzkranken in der That nur möglich durch einen Aufenthalt in einer diesem speciellen Zwecke dienenden und mit allen für die Allgemeinbehandlung der Herzkranken nothwendigen Hülfsmitteln ausgerüsteten Heilanstalt. Die innere Medicin wendet sich ja überhaupt immer mehr und mehr, und das mit vollem Rechte, der Richtung zu, ganze Gruppen von Erkrankungen mit Erfolg dort zu behandeln, wo die nothwendigen verschiedenartigen therapeutischen Einwirkungen in ihrem vollen Umfange gleichzeitige Anwendung finden können und die unerläßlichen Hülfsmittel hierzu sämmtlich und vollständig vertreten sind; der ganze große Erfolg der Lungenheilstätten beruht nur hierauf, in denen gewissermaaßen, ebenso wie der Künstler in seinem Atelier durch eigene, persönliche Bethätigung sein Kunstwerk bis zur Vollendung modelt und gestaltet, der Arzt das volle Maaß von combinirter Einflußnahme auf den Organismus nicht etwa nur in der wohlfeilen Form guter Rathschläge anordnet, sondern sie selbst in ihrer thatsächlichen Durchführung dauernd überwacht oder vielmehr durch eigenes Handanlegen persönlich in die That umsetzt. Ebenso wie Faust die Maxime: „im Anfang war das Wort" verwirft, und dafür setzen will: „im Anfang war die That", ebenso muß es der erste Grundsatz für jedes in der inneren Medicin Erfolge erstrebende Handeln sein, die eigene That dem Kranken so weit als möglich zu Theil werden zu lassen, und nicht nur einmalige, vorübergehende Rathschläge zu ertheilen, die doch vergessen oder vernachlässigt werden.

Auch die Aerzte würden durch sie gewinnen.

„Bilde, Künstler, rede nicht!" — der Goethe'sche Grundsatz hat auch für den Arzt vollste Geltung, und seine Durchführung in der Medicin würde zudem, worauf ich schon vor Jahren hingewiesen habe*), die manchmal mißliche Lage der Aerzte in jeglichem Betracht zum Vortheil umwandeln und gestalten.

*

Beide Gruppen von Herzkranken: solche, deren Herzkraft bereits gesunken ist, und solche, die davor bewahrt werden sollen, würden in Herzheilanstalten wesentlich mehr gefördert werden als bisher.

Alles ärztliche Handeln an einem Herzkranken läßt sich nach den zwei Gesichtspunkten ordnen: das Herabsinken der Herzkraft, das Insufficientwerden des Herzens, wie wir es nennen, entweder zu verhüten oder zu beseitigen. Wie schon dargelegt, ist die eigentliche Ursache für den schließlichen Eintritt eines solchen Absinkens der Herzkraft, der Klappenfehler oder die krankhafte Veränderung des Herzmuskelfleisches, einer unmittelbaren therapeutischen Einwirkung nicht zugänglich, bildet sie selbst nicht den Gegenstand der Behandlung; diese ist vielmehr immer und ausschließlich nur auf die Hebung der Herzkraft gerichtet, gleichviel aus welchen Ursachen sie bedroht oder erschüttert ist. Es versteht sich, daß dort, wo bereits stärkere Störungen sich geltend machen, deren unmittelbare und alsbaldige Beseitigung dringlich ist, andere, gewichtigere Heilmaaßnahmen zur Anwendung gelangen, als in denjenigen Zuständen, wo in Folge der krankhaften Veränderung die spätere Abnahme der Herzkraft nur

*) Prof. Dr. Martin Mendelsohn: Aerztliche Kunst und medicinische Wissenschaft. Zweite Auflage. Wiesbaden. J. F. Bergmann, 1895.

droht aber noch nicht eingetreten ist, wo die noch ausreichend vorhandene Herzkraft nur gewahrt und erhalten werden soll. Beide Aufgaben, die Wiederherstellung der gesunkenen und die Erhaltung der bedrohten Herzkraft, würden in Herzheilstätten ihre Erfüllung finden; und sie würden hier in so vollkommenem Maaße erfüllt werden, wie das auf anderen Wegen niemals möglich ist.

Ob bei einem Kranken das Muskelfleisch des Herzens selbst erkrankt ist, oder aber der Ventilapparat der Herzklappen, oder ob beides der Fall ist, oder ob schließlich nervöse Einflüsse die Herzthätigkeit verändern, — will man bei einem Herzkranken welcher Art auch immer die Herzkraft aufrecht erhalten oder sie steigern, so läßt sich diese Aufgabe gleichzeitig von zwei verschiedenen Enden her anfassen. Man kann und muß auf der einen Seite alle Hülfsmittel anwenden, welche auf das Herz selbst einwirken und seine Kraft zu erhöhen vermögen; und auf der anderen Seite kommt es darauf an, alle Ansprüche an eine gesteigerte Mehrarbeit dem Herzen nach Möglichkeit aus dem Wege zu räumen. Nicht nur, wenn man die Kraft des Herzens stärkt, gleichermaaßen auch, wenn man einem nicht voll leistungsfähigen Herzen dauernd soviel Arbeit zu ersparen vermag, daß es den noch übrig bleibenden Anforderungen ausreichend genügen kann, leistet man eine wesentliche und heilsame Therapie.

Kranke mit bereits gesunkener Herzkraft würden in Heilanstalten erfolgreicher behandelt werden als draußen.

In der großen Gruppe aller derjenigen Fälle nun, in denen die Herzerkrankung bereits zu deutlichen und unmittelbare Abhilfe erfordernden Störungen vorgeschritten ist, ist die Behandlung zunächst und in erster Linie die Herzkraft durch directe Einwirkung auf das Herz selbst zu heben bestrebt, allerdings ohne deshalb darauf zu verzichten, alle möglichen Erleichterungen der Herzaufgaben gleichzeitig herbeizuführen. Zum Glück besitzen wir einige medikamentöse Heilmittel von außerordentlicher wenn auch vorübergehender Einwirkung auf die Steigerung der Herzkraft, Arzneimittel, die wir niemals werden entbehren können und ohne die man nicht Arzt sein möchte. Aber bei aller ihr oft wunderbaren Wirkung, — die Zeiten, wo man sich begnügen durfte, einem solchen Kranken Digitalis zu verschreiben und ihn im Uebrigen sich selbst zu überlassen, sind für immer dahin. Eine ganze Summe von Heilmaaßnahmen gilt es, wie schon Eingangs dargelegt, gleichzeitig an dem Kranken zur Einwirkung zu bringen und durch ihre Summation Heileffecte zu erzielen, wie sie jeder einzelnen Maaßnahme an sich zu erzielen nie möglich sind; und wenn es auch nicht die Aufgabe dieser meiner Erörterungen sein kann, alle die vielfachen Heilmethoden, welche der Behandlung der Herzkranken heute dienstbar gemacht sind, im Einzelnen hier aufzuführen, so muß doch besonders auf die kohlensauren Soolbäder hingewiesen werden, die einen der wesentlichen Factoren in dem Ensemble von Arzneieinwirkung, Bädern, Widerstandsgymnastik, Ernährung, Massage und vielen vielen anderen Maaßnahmen bilden, aus denen sich die moderne Behandlung der Herzkrankheiten zusammensetzt. Alle diese eingreifenden und stark wirkenden Heilmaaßnahmen lassen sich aber in ihrer Vielfältigkeit nur unter den Augen des Arztes und nur unter der steten und unmittelbaren Anwendung durch ihn selbst mit Erfolg verwerthen; denn täglich sind diese Einwirkungen zu modificiren, täglich sind Aenderungen und Abweichungen in den Vornahmen nöthig, nichts läßt sich hier nach einem Schema, nach einer bindenden Regel vorschreiben, sondern in der ganzen, oft langgestreckten Zeitdauer der Behandlung erfordert jeder Tag, ja nicht selten jede Stunde, neue Entschlüsse und neue Anordnungen, die erst aus der Beobachtung des Zustandes und der erzielten Effecte des vorhergehenden Tages, der eben abgelaufenen Stunde, dem kundigen Arzte sich ergeben. Und darum muß dieser, will er dem Kranken wirklich nützen, ihn stets bei sich haben, muß er die Möglichkeit erhalten, an Orten diese sorgsame und stetige aber auch dankbare und erfolgreiche Behandlung vorzunehmen, an welchen alle Voraussetzungen und Erfordernisse für sie erfüllt und zur Verfügung sind: in Herzheilanstalten.

Noch größeren Gewinn würden Herzkranke haben, deren Herzkraft zur Zeit noch ausreicht, aber vor dem späteren Versagen geschützt werden soll.

In den Herz-Heilstätten würden die Herzkranken zweckmäßig leben lernen.

So würden die Herzheilanstalten, wenn sie erst einmal ins Leben gerufen sind, in der Behandlung der Störungen der Herzthätigkeit, in der Wiederherstellung der geschwächten Herzkraft Herzkranker Großes leisten. Noch Größeres aber zu leisten wäre ihnen möglich — und nur ihnen allein, keinem anderen Hülfsmittel ärztlicher Therapie — in der Bewahrung und Erhaltung der Herzkraft, in der Verhütung und Hinausschiebung des Eintrittes von Störungen der Herzkraft überhaupt. Denn hier würden die Herzkranken zweckmäßig leben lernen. Gerade der Hauptwerth einer systematischen Anstaltsbehandlung liegt, wie bei allen Zuständen chronischer Erkrankungen so insbesondere bei Herzkranken, in ihrem erzieherischen Einfluß. Alle diese Erkrankungen erfordern von den Patienten ein großes Maaß von zweckmäßiger Lebensführung; sie lassen erfahrungsgemäß die Kranken um so länger bei ausreichendem Wohlbefinden, je zweckentsprechender und je mehr dem vorliegenden Krankheitszustande angepaßt ihre Lebensweise ist. Eine solche zweckentsprechende Lebensführung lernen die Kranken fast unbewußt in den Anstalten; die Gepflogenheiten, welche sie bei ihrem Anstaltsaufenthalt annehmen, behalten sie ebenso in ihrem späteren Leben bei, wie Jedermann aus den Gepflogenheiten seiner militärischen Dienstjahre die Vortheile der Haltung, des Ganges, der Sauberkeit, für das spätere Leben mit sich nimmt. Die gewohnheitsmäßige und durch die Gewöhnung schließlich selbstverständliche richtige Lebensführung ist aber für die Kranken um so wichtiger, als erfahrungsgemäß die meisten Unzweckmäßigkeiten und Schädigungen nur durch Unkenntniß des Richtigen zu geschehen pflegen. Ein Herzkranker, der richtig leben lernt, hat für die Erhaltung seiner Herzkraft außerordentliche Vortheile gewonnen.

Denn bei keiner anderen Erkrankung besteht ein solches weitgehendes

Die Ansprüche an die Herzarbeit hängen in hohem Maaße von der Außenwelt ab.

Sie werden, bleibt der Kranke sich selbst überlassen, stets zu groß.

Abhängigkeitsverhältniß des erkrankten Organs von allen den vielfachen Einflüssen der Außenwelt, wie sie Bethätigung, Lebensweise, Beruf in unerschöpflicher Fülle auf den Organismus einströmen lassen; bei keiner anderen Erkrankung ist der Zustand des gesammten Organismus, die Kraft und Leistungsfähigkeit des Körpers, das Allgemeinbefinden, ja die gesammte Lebensdauer in solchem Maaße von dem Zustande des erkrankten Organs abhängig, wie beim Herzen. Darum sind gerade für Herzkranke die vielfachen kleinen Einwirkungen auf den Körper, wenn sie richtig nnd zweckmäßig gestaltet werden, so ausnehmend wichtig, so ausschlaggebend für die Erhaltung von Wohlbefinden und Leben, daß es dringendes Erforderniß ist, die „Politik der kleinen Mittel" einem jeden Herzkranken in einer Herzheilanstalt so intensiv und eindringlich zu übermitteln, daß sie für die ganze Lebenszeit beibehalten werden. Jede einzelne dieser Maaßnahmen ist anscheinend so geringfügig, daß sie, wollte man sie dem Kranken von vornherein selber überlassen, niemals genügende Beachtung und richtige Anwendung wird finden können; kommen sie jedoch insgesammt in richtig abgestimmtem Verhältniß, dem Kranken halb unbewußt, zur dauernden und selbstverständlichen Verwendung, so vermögen sie sehr wohl das große Ziel jeglicher Therapie der Herzkrankheiten zu erfüllen: ein Insufficientwerden des Herzens zu verhüten, die Herzkraft für die Lebensdauer ausreichend aufrecht zu erhalten.

Wie sehr die äußeren Einwirkungen des Lebens, welche die Herzkranken in den Herzheilanstalten richtig zu gestalten lernen sollen, die Herzkraft in Anspruch nehmen und sie unter Umständen vorzeitig erschöpfen, läßt sich bei der Fülle der hier wirksamen Einflüsse in dem engbemessenen Rahmen eines Vortrages in einer annähernden Ausführlichkeit kaum andeuten. So muß ich mich darauf beschränken, einige der allgemeinen Grundsätze, nach denen eine Schonung der Herzkraft geschehen kann, in Kürze darzulegen.

Jedes Herz besitzt ein individuelles Maaß von Leistungsfähigkeit, über das hinaus es ohne Schaden nicht angespannt werden darf.

Nur ein Theil der jeweiligen Herzarbeit ist unerläßlich; der überschießende Teil ist der Regelung zugänglich.

Bei einem jeden Herzen, bei einem gesunden sowohl als insbesondere bei einem solchen, welches durch eine bestehende Herzkrankheit der Gefahr, insufficient zu werden, in besonderem Maaße ausgesetzt ist, besteht ein individuelles Maximum von möglicher Gesammtleistung; wird dieses nicht überschritten, so erfolgt eine Schädigung für das Herz aus seiner Arbeit nicht. Die Arbeit des Herzens ist bei uns Allen eine stetig wechselnde, jeder Reiz, der die Körperoberfläche trifft, jeder Lebensvorgang, der im Inneren des Organismus sich abspielt, nimmt auf sie Einfluß und verändert sie; und sie ist relativ am geringfügigsten, wenn, wie Nachts im Schlaf, die Mehrzahl aller secundären Reize ausgeschaltet und in Fortfall gekommen ist. Von dem Gesammtmaximum an Leistungsfähigkeit des Herzens nimmt die unerläßliche Arbeit zur einfachen, unbeeinflußten Aufrechterhaltung des Kreislaufes, die „vegetative", die „endosomatische" Herzarbeit, einen bestimmten, mehr oder minder großen Antheil ein. Je weniger leistungsfähig das Herz wird, einen desto größeren Theil seines Gesammtvermögens muß es für diese innere, dauernd und unumgänglich nothwendige Arbeit aufwenden, ein desto kleinerer bleibt für die sonst an das Organ herantretenden, wechselnden Ansprüche übrig. Es läßt sich das Verhältniß vielleicht annähernd in dem socialökonomischen Vergleiche zum Ausdruck bringen: wenn die allgemeinen Lebensverhältnisse eine Steigerung erfahren, wenn eine Erhöhung der Preise und eine allgemeine Theuerung eintritt, so muß Jemand, der ein für allemal im Jahre eine bestimmte Summe auszugeben hat, einen erheblich größeren Theil dieser Summe für die dauernden und unerläßlichen Ausgaben, für Wohnung, Kleidung, Nahrung aufwenden, und es bleibt dann nur ein relativ kleiner Bruchtheil für die „Luxuskonsumption" übrig. So lange jedoch ein bonus pater familias diese letztere nach dem Maaße der noch vorhandenen Leistungsfähigkeit einzuschränken vermag, so lange bleibt die Bilanz immer noch eine ungestörte. So verbraucht auch das Herz, wenn es in seiner Leistungsfähigkeit im Ganzen gesunken ist, für den wesentlichen, den stets unumgänglich nöthigen Theil seiner Arbeitsleistung einen relativ hohen Bruchtheil seines Gesammtarbeitsvermögens; und es entsteht daher bei allen diesen Kranken die ausnehmend wichtige Aufgabe, das Herz davor zu bewahren, den kleinen übrig bleibenden Bruchtheil an Arbeitsvermögen übermäßig in Anspruch zu nehmen, um die Bilanz nicht zu stören.

Die Einflüsse der Lebensweise und der Thätigkeit, von denen das Maaß der Herzanstrengung abhängig ist, müssen in Herz-Heilanstalten individuell geregelt werden.

Wie groß bei einem jeden einzelnen dieser Kranken der ihm zur Verfügung bleibende Ueberschuß an Herzkraft ist, läßt sich nicht in absoluten Zahlen berechnen und vorhersagen; das müssen eben Arzt und Kranker in gemeinsamer Erprobung und Beobachtung praktisch feststellen, und das können sie nur in einer Herzheilanstalt. Denn wie ein jeder einzelne optische Apparat eines Auges ein verschiedenes individuelles Brechungsvermögen besitzt, wie jeder Armbeugemuskel bei den einzelnen Personen eine verschiedene individuelle Leistungsfähigkeit hat, so hat ein jedes Herz sein persönliches individuelles Gesammtmaaß von Leistungsfähigkeit, gleichviel, ob diese Differenzen in der Leistungsfähigkeit von Hause aus als eine individuelle Eigenthümlichkeit da sind, oder ob sie aus den Einwirkungen des Lebens, oder aber ob sie aus den Rückwirkungen von Störungen in der Muskulatur und dem Klappenapparat des Herzens sich herausgebildet haben. Diese individuelle Größe zunächst feststellen und sodann den Kranken mit ihr haushälterisch wirthschaften lassen, das ist die große Leistung, welche die Herzheilanstalten vollbringen werden.

Körperliche Arbeit und Körperruhe beeinflussen in hohem Maaße die Herzarbeit.

Von allen diesen vielfachen Regelungen der Lebensweise und der Bethätigung nun, welche zur Verhütung eines vorzeitigen Insufficientwerdens des Herzens infolge zu großer Inanspruchnahme stattzufinden haben, nimmt die erste Stelle das Maaß der gesammten körperlichen Arbeit des Individuums ein, dasjenige Maaß der Ruhe und der Bethätigung, das der Einzelne in der Lebensweise zur Geltung zu bringen haben wird. Da eben von dem Gesammtleistungsvermögen eines jeden Herzens nur ein stets gleichbleibender Theil dauernd und ununterbrochen zur „vegetativen“ Herzarbeit, zum einfachen Betriebe des Blutumlaufes verwendet wird, die Größe des anderen, überschießenden, dauernd wechselnden Theiles der Herzarbeit aber von der Größe aller der ununterbrochen auf den Organismus von außen oder innen her einwirkenden Reize abhängt, welche auf dem Umwege über den durch sie veranlaßten Stoffverbrauch und die Regulation durch besondere Nervencentren die Größe der jeweiligen Herzarbeit bestimmen; da ferner die körperliche Bethätigung den wirksamsten und häufigsten Faktor in der Summe dieser Reize darstellt; — so ist die Feststellung des Maaßes der von ihm ohne Schaden seinem Herzen zuzumuthenden körperlichen Bethätigung für Jeden, dessen Herzkraft bedroht ist, von der größten Bedeutung. Ein solches Herz verbraucht einen sehr großen Theil seiner Reservekräfte, die sonst dem Herzgesunden für die Steigerung der Herzarbeit aus der körperlichen und geistigen Bethätigung und aus den andersartigen Einflüssen des Lebens zur Verfügung bleiben, schon allein für die Aufrechterhaltung des unerschwerten Blutumlaufs; es scheint mir daher für einen jeden dieser Kranken geradezu eine Lebensfrage zu sein, das mögliche Maaß einer Steigerung der Herzansprüche so genau als erreichbar zu kennen. Und das würde in den Herzheilstätten sich unschwer erzielen lassen. Die „functionelle Herzdiagnostik“, welche die Leistungsfähigkeit des Herzens und nicht nur seinen anatomischen Zustand zu erkennen bestrebt ist, entwickelt sich von Tag zu Tag mehr; ich habe selbst erst neuerdings auf Grund zahlreicher Feststellungen an Herzkranken die Erholungsfähigkeit des Herzens nach dosirter Arbeit als einen brauchbaren Maaßstab der vorhandenen Herzkraft angegeben.*) Mit diesem und mit anderen Hülfsmitteln kann der Arzt ermitteln — allerdings nicht in einer oder in einigen Untersuchungen in der Sprechstunde sondern durch systematische und andauernde Beobachtung in einer Herzheilanstalt — wieviel Gesammtsteigerung das unbeeinflußt und ruhig arbeitende Herz durch Bethätigung noch erfahren darf, und kann daraus Anhaltspunkte und Fingerzeige entnehmen, wieviel körperliche Bethätigung der betreffende Kranke, unter Würdigung der andersartigen bei ihm vorkommenden Einwirkungen auf die Herzthätigkeit, sich gestatten kann. Die so gefundene Bethätigungsgröße würde in der Heilanstalt eine gewisse Zeit hindurch unter den Augen des Arztes praktisch zur Ausübung kommen können und von diesem unter dauernder Beobachtung stetig umgestaltet werden, bis sie das zweckmäßigste Maaß erreicht hat. Dem Kranken würde sie hier durch die immer wiederholte Anwendung so sehr in Fleisch und Blut übergehen, daß er auch im späteren Leben sie unbewußt beibehält und durchführt.

Bei jedem Kranken muß daher das Maximum seiner Herzleistungsfähigkeit festgestellt werden.

*) Prof. Dr. Martin Mendelsohn: Die Erholung des Herzens als Maaß der Herzfunction. Verhandlungen des XIX. Congresses für innere Medicin, gehalten zu Berlin vom 16. bis 19. April 1901.

Gleichermaaßen großen Einfluß auf die Herzthätigkeit nehmen seelische Erregungen.

Nicht mindere Wichtigkeit hat die psychische Ruhe, die Fernhaltung allzugroßer Steigerung der Herzthätigkeit durch psychische Reize. Daß seelische Reize, ebenso wie die somatischen, die Herzthätigkeit steigern, ist bekannt. Auch hier tritt, wenn auch weniger unmittelbar ersichtlich, die großartige Regulationseinrichtung des Organismus in die Erscheinung, nach welcher von überall her, wo im Körper eiu stärkerer Stoffumsatz vor sich geht, unter Mitwirkung der nervösen die Herzbewegung regelnden Bahnen sogleich eine entsprechende Steigerung der Herzthätigkeit erfolgt: in der teleologischen Absicht, dabei den Stoffverbrauch so schleunig als möglich zu ersetzen. Ebenso wie alle stärkere Körperanstrengung ist es demnach hier geboten, je nach dem Maaße der im Einzelfalle vorhandenen Herzkraft, intensive geistige Thätigkeit entsprechend einzuschränken; denn anstrengende Geistesarbeit wirkt hier geradeso wie körperliche Ueberanstrengung. Insbesondere die Lektüre bedarf einer sorgfältigen Regelung, nach der qualitativen wie nach der quantitativen Seite hin; sie ist naturgemäß diejenige Ablenkung und Zerstreuung, welche Personen, deren Herzzustand sie an ernsterer Thätigkeit verhindert, leicht im Uebermaaße sich zumuthen. Noch sorgsamere Antheilnahme erheischt, neben der gleichförmigen und andauernden Anspannung der Psyche, die andere Form geistiger Reizeinwirkung: die plötzliche Erregung. Herzkranke sind, soweit die unvollkommenen Einrichtungen jeglichen Menschendaseins das ermöglichen, so sehr als nur thunlich von Allem fernzuhalten, was ihnen Schreck, Zorn, Aufregung, Kummer, Sorge bereiten kann. Das läßt sich natürlich leichter sagen als thun; aber auch hier kann gerade die systematische Uebung und Gestaltung aller dieser Dinge, wie sie unter ständiger Aufsicht und bei ununterbrochener Beeinflussung durch den Arzt in einer Herzheilanstalt geschehen kann, schließlich so weit gesteigert werden, daß sie auch eine genügende Directive für das spätere Leben abgiebt.

Es ist daher unerläßlich, Herzkranke psychisch zu behandeln.

Insbesondere bedarf dabei einer Gestaltung die subjective Auffassung, welche der Kranke selbst sich über seine „Herzkrankheit“ und über die Erscheinungen, welche sie hervorruft, gebildet hat und hegt. Hier kann der Arzt seinem Schutzbefohlenen, dessen Herzzustand ihm anvertraut ist, außerordentlich viel Günstiges erweisen. Gerade Herzkranke, und mehr noch „solche, die es werden wollen“, achten ängstlich auf jede mit ihrer Herzthätigkeit zusammenhängende Erscheinung und sind nur allzu geneigt, alle, auch die unbedeutendsten und natürlichsten Erscheinungen hierbei als üble und bedrohliche Symptome anzusehen. Daß die psychische Rückwirkung hiervon eine äußerst schädliche ist, versteht sich. In der Heilanstalt, mit ihrer steten Beziehung zwischen Kranke und Arzt, kann man sie lehren, daß nicht Alles, was sie beobachten, von Bedeutung ist; aber das läßt sich eben nur in längerem ständigen Verkehr zwischen Arzt und Patienten durchführen. Noch immer wird in weiten und auch in hochstehenden und gebildeten Kreisen des Publikums die Thatsache eines Herzfehlers oder einer Herzkrankheit für gleichbedeutend mit einem bald zur Vollstreckung gelangenden Todesurtheile angesehen; — eine für die bei weitem zahlreichsten Fälle durchaus irrige Meinung, wenn nur alle die zur Verfügung stehenden Heilmaaßnahmen mit Sorgfalt und Ernst zur Durchführung gelangen. Die aus solcher fehlerhafter Ansicht hervorgehende tiefe Gemüthsverstimmung lastet aber mit aller ihrer schädlichen Rückwirkung dauernd auf dem Kranken; und ihn hiervon thatsächlich zu befreien, vermag eben nur ein Arzt, der das vollste und unerschütterlichste, das über jeden Zweifel erhabene Vertrauen seines Schutzbefohlenen besitzt. Und andererseits hängen wieder alle diese psychischen Einwirkungen in ihrer zweckmäßigen Gestaltung ganz von Charakter und Temperament der einzelnen Kranken ab; und diese zu erkennen ist nichts geeigneter, als die unmittelbare Beobachtung in einer Herzheilanstalt.

Eine große Zahl anderer Faktoren der Lebensweise bedürfen gleichermaaßen der Regelung.

Ich muß es mir versagen, auf die vielen anderen Momente, auf die Ernährung, die Flüssigkeits-Einnahme, die Kleidung, und was sonst noch immer in der allgemeinen Gestaltung der Lebensweise der Herzkranken für sie von Bedeutung ist, des Näheren einzugehen; die beiden Faktoren der körperlichen Ruhe und Bethätigung und der psychischen Einwirkungen mögen als Beispiele genügen, um darzuthun, von welcher außerordentlichen Bedeutung es für einen Herzkranken ist, daß er richtig leben lernt, daß er alle Dinge der Lebensweise und der äußeren Umgebung so zu gestalten weiß, daß seine Herzkraft dabei möglichst lange ausreichend erhalten bleibt. Lernen kann er das aber nur in einer Herzheilanstalt. Hier würde er auch für die spätere Zeit, wenn er wieder in das Leben und in den Beruf zurückkehren muß, einen wahren und wirklichen Schutz von vorzeitiger Erschöpfung als dauernden Gewinn mit sich nehmen, einen Schutz, der nicht auf wesenlose Vorschriften und Lehren sich gründet, sondern der durch die eigene That und die lang gewohnte Ausübung ihm persönlich zu eigen und unverlierbar geworden.

*

Herz-Heilstätten sind an keinen Ort gebunden; sie können überall geschaffen werden.

Wenn so Herzheilanstalten nothwendig und ihre Schaffung unerläßlich ist, so entsteht die Frage: wo sollen diese eingerichtet werden? Die Antwort ist: Ueberall. Auch die Lungenheilstätten bestehen in der heutigen Ausdehnung und in der allgemeinen Anerkennung erst seit ganz kurzer Zeit, seit wenigen Jahren. Als im Anbeginn Lungenheilanstalten erbaut wurden, die erste bekanntlich in Görbersdorf, ging man von der Idee aus, daß zur Heilung der Lungenkranken ein besonderes, günstiges Klima nöthig sei, wie ja auch früher diese Kranken allgemein nach Nizza, nach Italien, nach Aegypten geschickt wurden. Heute hat man erkannt, daß die für ihre Wiederherstellung nothwendigen Heilmaaßnahmen überall sich anwenden lassen, daß an einem jeden Orte, der nur die allgemeinsten gesundheitsgemäßen Bedingungen besitzt, Heilanstalten für Lungenkranke errichtet werdenkönnen. Das Gleiche wird, so hoffe ich, in der nahen Zukunft sich in der Behandlung der Herzkrankheiten vollziehen. Die Bäder

Der „Herz-Kurort" Nauheim ist nur durch die zufällige Entwicklung zu einer speciellen „Herzheilstätte" geworden.

von Nauheim bilden in der Zahl der Heilfaktoren, welche gleichzeitig und combinirt für die Heilung nothwendig sind, ein wichtiges Glied in der Kette, allerdings nur ein einzelnes Glied; sie sind für die Herzkranken gewissermaaßen das, was für die Lungenkranken das südliche Klima ist, oder vielmehr: war. Es ist nur naturgemäß, daß zunächst, im ersten Anfange der Entwicklung, gerade in Nauheim, wie ehedem in Görbersdorf, die systematische Behandlung der Herzkranken sich entwickelt hat und am intensivsten zur Durchführung gekommen ist; aber das hat seinen Grund nicht darin, daß die dortigen natürlichen kohlensauren Thermal-Soolbäder etwa specifische Heilwirkungen hätten und specifische Heilmittel darstellten, welche anderwärts nicht in gleich wirksamer Weise zu ersetzen wären, sondern der Grund liegt darin, daß ganz naturgemäß in der Entwicklung der letzten Jahre die Nauheimer Aerzte insgesammt zu Specialisten für Herzkranke geworden sind. Die Mineralbäder, welche in der Behandlung der Herzkranken nicht entbehrt werden können, lassen sich, ob künstlich oder natürlich, in annähernd gleicher Wirksamkeit einer jeden Herzheilstätte, wo immer diese auch erstehen mag, einfügen; und sie werden in dem Ensemble der Heilmaaßnahmen einer Herzheilanstalt überall die ausreichende Wirkung ausüben, gerade so wie heute nicht jeder Lungenkranke mehr die Luft der Riviera einathmet, sondern diejenige vor den Thoren Berlins oder Münchens, und doch geheilt wird. Damit ist natürlich die hohe Bedeutung Nauheims für die Behandlung der Herzkrankheiten auch nicht zum kleinsten Theile in ihrem Werthe herabgedrückt; dieses bedeutsame Centrum für die Therapie der Herzkrankheiten ist unentbehrlich und unantastbar; aber bei seiner naturgemäßen Einschränkung durch Jahreszeit, durch sociale Ansprüche, durch lokale Entfernung kann es, ein wie großer weiterer Aufschwung ihm auch sicherlich noch beschieden ist, niemals auch nur zum kleinsten Theile das enorme und immer dringender werdende Bedürfniß einer zweckmäßigen Versorgung der Herzkranken decken; und die Forderung nach weiteren Herzheilstätten macht sich dringend geltend.

Das Bedürfniß nach Heilstätten für Herzkranke ist ein großes und allgemeines.

Darum ist, ich wiederhole es immer wieder, die Schaffung von Heilanstalten für Herzkranke ein Erfordernis, dem sich unsere Zeit nicht wird entziehen können. Und zwar besteht die Nothwendigkeit, Heilanstalten für Herzkranke zu schaffen, in weitem Maaße: nicht nur für die wohlsituirten Mitglieder der Gesellschaft, sondern nicht minder auch für die breiten Klassen der Bevölkerung. In ihnen würden die nicht mehr voll Leistungsfähigen zum Theil wieder, und auf geraume Zeit hinaus, arbeitsfähig werden; in ihnen würden die durch krankhafte Veranlagung in ihrer Herzkraft Bedrohten lernen, ihren persönlichen Verhältnissen entsprechend möglichst lange arbeitsfähig zu bleiben. Dazu aber ist noch bei Weitem mehr als bisher der berühmte „Tropfen socialen Oeles" in der Medicin nothwendig. Der Staat und die Gesellschaft haben die Aufgabe, für die großen Gruppen ihrer aus körperlicher Minderwerthigkeit nicht ganz und voll leistungsfähigen Mitglieder sociale Verhältnisse und Einrichtungen, in allererster Linie Arbeitsgelegenheiten und Berufsthätigkeiten, zu schaffen, denen diese Persönlichkeiten, trotzdem sie körperlich nicht mehr intakt sind, dennoch ausreichend zu genügen vermögen. Es ist vom Standpunkte der Staatsökonomie aus geradezu unsinnig, daß Hunderte von Herzleidenden, weil sich niemand darum kümmert, als Steinträger oder Schlosser eine mühselige und von vielfachen Unterbrechungen durch Krankheit immer wieder gestörte, übermäßig verkürzte Existenz führen, während ebenso viele andere Personen mit robustem Körper von Berufswegen die leichtesten Thätigkeiten, Gartenbau etwa oder Bureaudienste, verrichten. Auch hierin würden mit ihrer fortschreitenden Entwicklung die Herzheilstätten von größtem Nutzen sein, wenn an sie sich Einrichtungen und Organisationen anschließen, welche den aus den Heilanstalten zurückkehrenden Personen Daseinsbedingungen, wenigstens in annähernder Zweckmäßigkeit, schaffen, unter welchen diese die in der Heilanstalt festgestellten und gewohnt gewordenen Formen zweckentsprechender Lebensweise auch thatsächlich durchzuführen vermögen. Herz-Heilanstalten schaffen ist das erste Erforderniß; und Einrichtungen begründen, um den in ihnen gestärkten und geschulten Personen weiterhin angemessene Lebensbedingungen zu ermöglichen, das zweite. Denn durch ärztliche Vorschriften allein, wie eingehend diese auch gegeben werden mögen, wird es nur selten möglich sein, eine ausreichende Erhaltung des Einzelnen zu bewirken; und darum ist die Aufgabe, welche hier die Medicin und die Staatsgemeinschaften zu lösen haben werden, die Schaffung von Heilstätten für Herzkranke.

Die Herzheilstätten würden nicht nur dem Einzelnen nützen, sondern der Gesammtheit.

MIX
Papier | Fördert
gute Waldnutzung
FSC® C083411

Zeitfracht Medien GmbH
Ferdinand-Jühlke-Straße 7
99095 Erfurt, Deutschland
produktsicherheit@kolibri360.de